UN NOUVEL

APPAREIL INSUFFLATEUR

POUR LA RESPIRATION ARTIFICIELLE

DANS LES CAS D'ASPHYXIE

PAR

Le Dr Justin BARANDON

LYON
A. REY, IMPRIMEUR-ÉDITEUR DE L'UNIVERSITÉ
4, RUE GENTIL, 4
—
1898

UN NOUVEL

APPAREIL INSUFFLATEUR

POUR LA RESPIRATION ARTIFICIELLE

DANS LES CAS D'ASPHYXIE

UN NOUVEL
APPAREIL INSUFFLATEUR

POUR LA RESPIRATION ARTIFICIELLE
DANS LES CAS D'ASPHYXIE

PAR

Le Dr Justin BARANDON

LYON
A. REY, IMPRIMEUR-ÉDITEUR DE L'UNIVERSITÉ
4, RUE GENTIL, 4

1894

PRÉFACE

Durant nos sept années d'études médicales à Lyon, il nous a été donné de profiter largement de l'enseignement de nos maîtres des hôpitaux et de la Faculté et c'est pour nous un précieux devoir que de leur exprimer ici nos sincères remerciements.

Nous avons mis bien des fois à contribution la bonté de MM. les professeurs Ollier, Gayet, Crolas, Soulier, de M. le professeur Bard qui a bien voulu accepter la présidence de notre thèse, à eux doit aller particulièrement l'expression de notre gratitude la plus vive.

Mais les leçons qui nous ont été prodiguées, soit à l'amphithéâtre, soit au lit du malade, et qui nous seront dès demain d'une utilité incessante, ne constituent pas à elles seules tout ce qui a fait de nous ce que nous sommes : il y a encore la méthode basée sur le savoir qu'on s'est efforcé de nous inculquer, dont nous sommes redevable.

Nous livrant leur trésor de connaissances et d'érudition, nos maitres semblaient encore prendre pour but de nous rendre plus apte à nous instruire nous-même dans la suite, et toute idée émise par nous était aussi bienveillamment accueillie que magistralement discutée.

Il nous eût été facile de prendre pour sujet de thèse inaugurale un de ces points étudiés et observés tous les jours; avec le seul mérite de jalonner l'histoire d'une entité morbide, d'un traitement ou d'un procédé opératoire, nous aurions pu nous assimiler ainsi des travaux de nos professeurs et de leurs collaborateurs.

Dans cette thèse, comme jadis maintes fois au cours des visites de malades, nous avons tenu à émettre une idée personnelle, mais mûrie. Il s'agit de quelques considérations sur la respiration artificielle en cas d'asphyxie et d'un nouvel appareil d'insufflation pour la pratiquer.

Un interne de l'asile d'aliénés de Braqueville, près Toulouse, insufflant un vieil aliéné en état de mort apparente, par pendaison, et le ramenant à la *vie après un laps de temps assez long de cette pénible manœuvre, tel est le spectacle dont nous avons été témoin en 1888 et qui, dès lors, fut le point d'origine des idées exposées dans cette thèse.*

Plus tard, les conseils du Dr Félix Barandon, notre père, la vue d'un masque insufflateur en caoutchouc, construit d'après ses indications, n'ont pas peu contribué à nous faire trouver notre procédé nouveau ; qu'il reçoive en cette occasion l'expression de notre reconnaissance et de notre affection inaltérable.

UN NOUVEL
APPAREIL INSUFFLATEUR
POUR LA RESPIRATION ARTIFICIELLE
DANS LES CAS D'ASPHYXIE

CHAPITRE PREMIER

DE LA VALEUR DES PROCÉDÉS ACTUELS EMPLOYÉS DANS LES CAS DE MORT APPARENTE PAR ASPHYXIE

Si l'on prend la définition la plus simple qui ait été donnée de l'état de mort ; arrêt de toutes fonctions physiologiques et psychiques, on peut dire que cet arrêt n'est le plus souvent que transitoire, si l'intervention est prompte, dans la syncope et l'asphyxie.

Dans l'état syncopal, la flagellation, les aspersions d'eau froide, le marteau de Mayor et, dans les cas graves la faradisation des phréniques, et surtout les *tractions rythmées* de la langue, constituent des moyens éminemment efficaces, et sur la valeur desquels personne aujourd'hui ne songerait à discuter.

Il n'en est malheureusement pas de même des procédés employés dans les cas de mort apparente par asphyxie.

Confondant à dessein les cas d'asphyxie par submersion, strangulation, etc., et les cas d'asphyxie des nouveau-nés, car leur nature ne diffère pas; passons en revue les principaux procédés, suivant la classification qu'en donne M. Laborde, dans son discours à l'Académie, séance du 5 février 1895.

« A. — *Procédés par lesquels on introduit ou l'on cherche à introduire de l'air dans les bronches et les vésicules pulmonaires.*

« B. — *Procédés par lesquels on provoque les mouvements mécaniques de la respiration par une excitation plus ou moins directe.* »

A. — Parmi les procédés de la première catégorie, on peut faire entrer :

1° La respiration artificielle par manœuvres externes : par élévation des bras et pression sur le thorax en temps d'expiration.

Cette méthode ne donne qu'un résultat incomplet et ne saurait suffire dans les cas graves. Malgré l'habileté et le nombre des sauveteurs, le manque de synergie et même l'antagonisme accidentel se produisant dans les groupes musculaires inspirateurs, il n'arrive dans les poumons qu'une quantité d'air trop restreinte.

2° Nous ne citerons qu'en passant les appareils de Voilez de Rosenthal et autres, dont le volume considérable en fait uniquement un outillage de laboratoires, inusité même dans beaucoup.

3° Les procédés d'insufflation :

L'insufflation *ore ab ore* ou *ore ab ore et naso* est un procédé employé presque toujours avec succès, surtout chez les nouveau-nés. Mais ce moyen échouera encore dans les cas graves, car il n'amène dans l'arbre respiratoire qu'un air déjà vicié par l'acide carbonique.

L'insufflation pratiquée au moyen du tube de Chaussier ou de Poibemant-Dessaigne constitue actuellement le moyen de choix en obstétrique, et les divers tubes insufflateurs sont en usage courant chez tout accoucheur. Mais, de l'aveu même des inventeurs, la difficulté d'application de ces appareils est grande, exige une main exercée qui ne réussira pas toujours à l'effectuer. D'ailleurs, l'extrémité de la canule insufflatrice, qui s'adapte si bien à l'ouverture supérieure de la glotte chez l'enfant, est loin de se mouler aussi bien dans celle de l'adulte, à cause de la dureté des cartilages, et la première condition d'une bonne insufflation, c'est-à-dire l'occlusion hermétique des voies de retour, ne se réalise plus.

D'autre part, ce dernier moyen d'insufflation tombe comme le précédent en désaccord complet avec certaines données physiologiques.

On sait, en effet, que la circulation ne s'effectue bien dans les capillaires pulmonaires que lorsque la pression est égale à l'intérieur et à l'extérieur.

Or, dans tous les procédés d'insufflation actuellement employés, l'air envoyé dans le poumon est toujours et nécessairement sous une pression supérieure à la pression intérieure, et l'oxygénation du sang n'a lieu ainsi qu'en portant obstacle à la circulation ou à son rétablissement. Cet inconvénient amoindrit beaucoup l'efficacité de l'insufflation : nombre de physiologistes la considèrent même comme dangereuse, en partant de ce point de vue.

Tels sont les inconvénients et désavantages des procédés de la première catégorie.

Examinons à leur tour les procédés qui rentrent dans la seconde catégorie, procédés qui peuvent être ramenés au mécanisme suivant : provocation du réflexe et de la mécanique qu'il réalise par une excitation périphérique plus ou moins éloignée, mais toujours indirecte :

1° Pressions thoraciques, simples ou mixtes; méthode de Marschall-Hall, Schulke, de Pacini.

« Or, il est certain, il est de principe et d'axiome physiologique que la provocation est d'autant plus efficace et assurée que l'excitation initiale sera plus directe et plus prochaine, et qu'elle agira, en d'autres termes, sur les fibres sensitives du tronc nerveux lui-même », et la manœuvre de l'auteur lui-même auquel nous empruntons cette explication, agissant sur le centre même du réflexe, deviendra le procédé type et le plus efficace pour la provocation du réflexe respiratoire.

Examinons donc le rôle des tractions rythmées de la langue dans la mort apparente par asphyxie.

Dans cet état, les symptômes de mort ont surgi parce que l'oxygène n'est pas arrivé ou est arrivé en quantité insuffisante dans le poumon en un temps donné. Là est la cause. Or, si appliquant uniquement le procédé des tractions rythmées de la langue dans un cas purement asphyxique, on ne met pas le poumon en question dans des conditions différentes de celles qui ont provoqué la mort apparente, a-t-on quelque chance d'amener la survie? La cause persistant, l'effet ne doit-il pas persister aussi?

Le centre réflexe respiratoire recevra-t-il du fait des tractions rythmées de la langue plus d'excitation qu'il n'en avait en pleine vitalité ou qu'il n'en recevait des centres cérébraux et médullaires? Évidemment non, et nous sommes réduits à dire que les seuls cas d'asphyxie où les tractions rythmées de la langue ont amené ou amèneront la survie, sont des cas où la mort apparente avait été produite par syncope, commotion ou tout autre état nerveux intercurrent avant que l'oxygène ne fût entièrement consommé.

Richet, dans son étude sur le ralentissement du cœur dans l'asphyxie [1], envisagé comme procédé de défense, a semblé étendre cette manière de voir à la totalité des cas d'asphyxie. Nous ne le suivrons pas sur ce terrain, car les faits observés nous prouvent que ce réflexe cardiaque d'inhibition ne se produit pas toujours et qu'il existe des cas d'asphyxie franche où la provocation du réflexe de Laborde ne saurait se réaliser.

Cet état existait dans les cas cités à l'Académie de médecine par M. Tarnier et Pinard; il existait, entre autres, chez ce nouveau-né que M. Tarnier voyait pâlir, chez lequel les mouvements du cœur s'espaçaient, la vie lui échappant, tandis qu'on pratiquait sur lui les tractions rythmées de la langue, et qui était aussitôt tiré de danger par la cessation de cette manœuvre, et trois ou quatre insufflations de bouche à tube. Il existait chez ceux qui

[1] *Soc. de biologie*, 1874, p. 243.

n'ont dû leur salut qu'à une saignée, entre autres le secouru de Gretcher von Vandelburg. Il existait enfin chez l'enfant retiré du canal du Berry en 1895, et auprès duquel le Dr Imbert de Bourges, mandé en toute hâte, constata encore quelques pulsations, mais ne réussit pas par ses manœuvres de tractions rythmées et de respiration artificielle sans insufflation à éviter la mort réelle.

Dans un cas de mort apparente par asphyxie, la nécessité d'un apport urgent d'oxygène dans le poumon s'impose donc. Et dans l'asphyxie par immersion, strangulation, etc., comme dans l'asphyxie des nouveau-nés, c'est aux moyens de la première catégorie qu'on doit recourir.

L'oxygène amené dans le poumon sera le liquide qu'on verse dans la pile épuisée, le réflexe de Laborde sera la chiquenaude donnée sur le trembleur, grâce à laquelle le circuit se rétablit.

CHAPITRE II

MOUVEAU PROCÉDÉ D'INSUFFLATION

Des deux genres de procédés actuellement en usage dans les cas de mort apparente par asphyxie, les uns sont donc insuffisants, les autres ne répondent à aucune des indications immédiates. Mais alors, en pareils cas, à quels moyens devons-nous recourir ?

Nous répondrons, sans hésiter, à l'insufflation ; parce que :

1° Il exise un mode simple de la pratiquer ;

2° On peut, par ce nouveau procédé, insuffler de l'air ou de l'oxygène, sous pression inférieure égale ou supérieure à la pression intra-thoracique.

Etablissons ces deux points, et les seuls inconvénients graves inhérents à la méthode d'insufflation seront supprimés.

« Le procédé typique de respiration artificielle, le procédé par excellence, celui que nous réalisons dans nos laboratoires et que je considère comme tellement puissant et efficace, que j'ai déjà à maintes reprises fait part à l'Académie des modifications destinées à le transformer ; ces modifications que je me contente de rappeler consistent essentiellement dans la substitution à la trachéotomie, opération toujours délicate et à laquelle on ne se décide que dans les cas de force majeure, *d'un masque facial* approprié, armé d'un tube à insufflateur formant en même temps abaisse-langue et pouvant être enfoncé jusqu'à l'entrée supérieure de la glotte, et dans l'adjonction d'un soufflet disposé de façon à doser la quantité physiologique d'air à introduire et la pression nécessaire. »

Tel est le procédé type de respiration artificielle pour M. Laborde qui ajoute :

« L'expérimentation sur l'homme et sur l'animal a démontré que le but qu'on se propose par l'emploi de ce procédé est parfaitement atteint. »

Type pour M. Laborde, ce procédé est devenu aussi l'idéal de bien de ceux qui ont étudié la question, et notre thèse n'est qu'une tentative de solution de ce problème.

Des masques pour insufflation, entr'autres celui de M. Olivier, ont été présentés à diverses Sociétés médicales, mais aucun de ces appareils ne donnait une occlusion parfaite et ces insufflateurs manquant le but par ce défaut capital sont tombés dans l'oubli.

Cependant, si cette occlusion hermétique est obtenue dès l'entrée des cavités nasales et buccales, de façon à ce que tout trajet rétrograde soit impossible au gaz en insufflation, est-il besoin de conduire ce même gaz jusqu'à la glotte au moyen d'un tube laryngien abaisse-langue ?

D'après les recherches que nous avons faites à ce sujet, nous pouvons répondre par la négative.

Prenons un cadavre non encore en putréfaction et nous servant de l'instrument dont la description sera donnée au chapitre suivant, mettons en place les deux plaques obtucatrices. Pratiquons à travers ces plaques une insufflation, tandis que nous tenons les narines serrées entre le pouce et l'index de manière à obturer l'unique voie de retour qui reste ; on verra que l'air envoyé dans ces conditions par la soufflerie atteint toujours le poumon, quel que soit le degré de resserrement des arcades dentaires et la position de la langue.

Insufflons par exemple 2 litres d'air et, tandis qu'on effectue cette manœuvre, posons la main au niveau de la région épigastrique du cadavre, nous ne sentirons aucun changement de pression stomacale, et, si à ce moment nous lâchons les narines, l'air expiré fera vibrer le voile du palais à la façon de celui d'un vivant qui « ronfle ».

Et cependant, quelle que soit la pression et la quantité du gaz que nous insufflons, nous ne constatons aucun mouvement du thorax, aucun agrandissement de diamètre.

Cette immobilité a été apportée maintes fois comme preuve de l'inefficacité de l'insufflation ; mais, comme l'ont démontré MM. Tarnier et Pinard, cette preuve n'a aucune valeur.

On sait, en effet, que le soulèvement des côtes et l'augmentation des diamètres thoraciques produisent bien par contre-coup la réplétion gazeuse des cellules pulmonaires, mais la réciproque ne saurait être vraie. Si l'on pratique l'insufflation, comme l'ont fait les deux auteurs cités, en posant sous la région cervico-dorsale du cadavre un cylindre en bois, de façon à faire bien saillie en avant, les lobes pulmonaires, on perçoit alors un soulèvement notable des côtes.

Le gaz arrive donc bien dans la cavité pulmonaire,

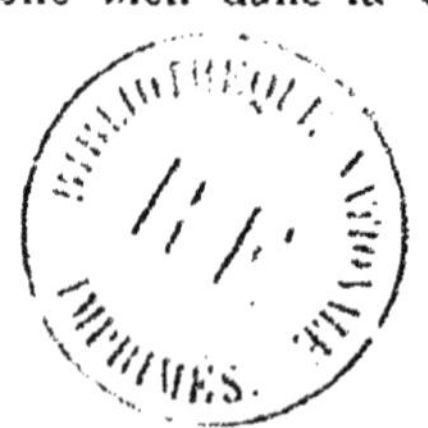

mais peut-être n'y arrive-t-il qu'en quantité suffisante et ne parvient pas à toutes les régions. Pour nous convaincre du contraire, enlevons le plastron thoracique du cadavre comme on le fait dans les autopsies, et nous verrons que le poumon est insufflé en entier et que la moindre pression exercée sur la soufflerie se répercute sur tous les lobules.

Enfin prenons un ballon d'oxygène et insufflons avec ce gaz, et le même appareil, comme il nous est arrivé maintes fois de le faire, un cadavre non encore en putréfaction, et nous verrons apparaître dans toutes les régions pulmonaires une coloration rouge plus ou moins vermeille, coloration qui ne commencera à disparaître que lorsque la putréfaction débutera.

L'expérimentation avec le cyrtomètre, les injections de liquide dans la plèvre, à travers un orifice cutané, et le volume de ce même liquide qui ressort en temps d'expiration peuvent encore venir corroborer les résultats précédents.

Nous croyons donc pouvoir affirmer que pour envoyer du gaz dans le poumon point n'est besoin de l'accompagner jusqu'à la glotte. Envoyé à travers l'orifice buccal, toute voie de retour étant fermée, l'air ou l'oxygène arriveront dans les cellules pulmonaires, et l'expiration aura lieu dès que l'occlusion des narines aura cessé.

La difficulté inhérente aux procédés d'insufflation nous semble, par ce moyen, considérablement réduite.

II. Les oscillations du sang atteignent dans le système capillaire leur maximum d'amplitude lorsque la pression est égale à l'intérieur et à l'extérieur, tel est le principe établi depuis longtemps par Marey et vérifié par les recherches les plus récentes. Il s'ensuit que dans un procédé quelconque d'insufflation, l'air ou le gaz, insufflé sous une pression toujours supérieure à la pression intra-thoracique, constitue une gêne, ou une cause d'arrêt pour la circulation pulmonaire, dont le rappel ou l'accélération marque le premier degré de survie.

On n'a pas encore déterminé dans quelle mesure la pression et la circulation dans le poumon sont inverses. Une pression légère qui suffit à l'introduction d'un gaz par insufflation peut ne pas être d'un effet si puissant sur la mécanique circulatoire que ses avantages soient annulés par les effets qu'elle imprime sur le système vasculaire. Les nombreuses insufflations, par pression, pratiquées avec succès avec les tubes de Chaussier et Ribemont, sembleraient plutôt prouver le contraire.

Quoi qu'il en soit, et s'il faut pratiquer à tout prix l'insufflation, sous égalité de pression, notre procédé est encore le seul qui s'y prête.

Soit, en effet, un ballon d'oxygène dont la pression = 1. Soit, d'autre part, un cadavre dont tous les muscles inspirateurs sont dans le relâchement, la pression thoracique est = 1, mettons les plaques obturatrices en place et le ballon, par conséquent en communication directe avec l'organe respiratoire. Aucun déplacement gazeux ne se déplacera ; mais si l'on élève les bras du malade, mettant en jeu les muscles inspirateurs, la pression thoracique devient à — 1, il se fait un appel d'oxygène, et alors les pressions dans le ballon et dans l'organe sont égales.

Résultat qu'on ne saurait atteindre dans la pratique sans nos plaques obturatrices.

En résumé, il existe un moyen d'insufflation exempt de toute difficulté d'application, et, permettant l'introduction, dans le poumon, d'un gaz (oxygène) (air ou oxygène) à la pression que l'on veut.

Reste à savoir les conditions mécaniques qui permettent de réaliser ce procédé.

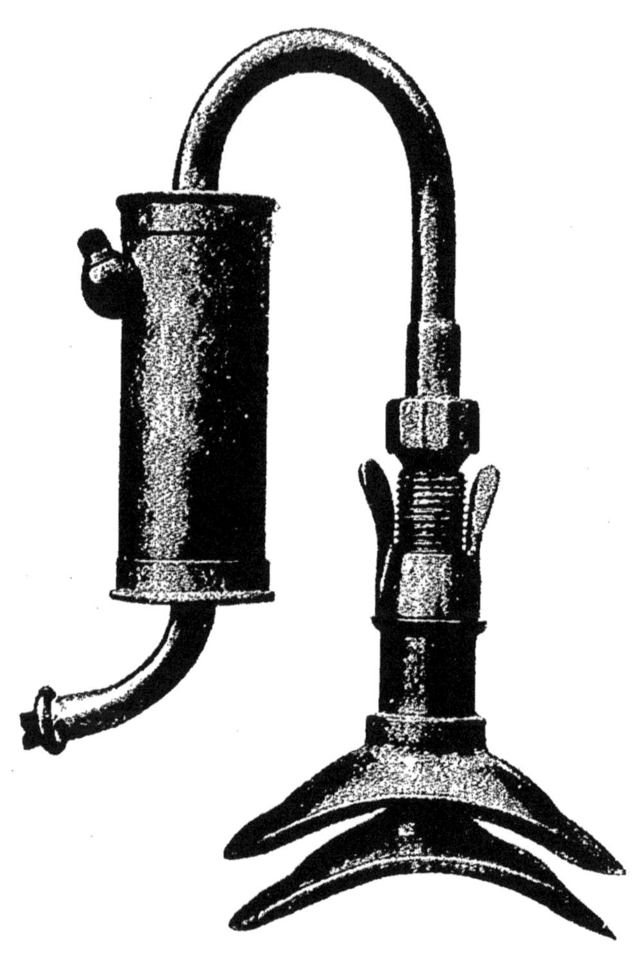

Le Nouvel Insufflateur

CHAPITRE III

LE NOUVEL INSUFFLATEUR

La partie essentielle du nouvel insufflateur est constituée par deux plaques A et B en caoutchouc durci, ovalaire, d'une dimension de 8 centimètres sur 3, biconcaves transversalement et longitudinalement, pouvant s'emboiter l'une dans l'autre. Une bandelette de caoutchouc trés mou couvrant leur rebord sur la surface supérieure de l'une, inférieure de l'autre adoucit la compression qu'elles exerçaient sur les lévres.

La plaque inférieure porte en son centre un orifice taraudé où l'on adapte le tube conducteur du gaz et ses annexes.

La plaque supérieure porte également un orifice à son centre; le tube conducteur adapté à la plaque inférieure passant à travers l'orifice de la deuxième plaque est parcouru en cette région par une filière F dont la pression s'exerce uniquement sur la plaque supérieure par l'intermédiaire d'une monture métallique H qui surmonte cette plaque.

Les lévres et les commissures entre les deux plaques, sont donc serrées à volonté au moyen de cette vis, et ainsi boulonnées, il est facile de concevoir que l'occlusion qui en résulte est parfaite.

Les cavités respiratoires sont donc en continuation directe avec la soufflerie, toute fausse voie supprimée, sauf la voie nasale qui nécessite la compression des narines, pendant l'insufflation.

Le tube conducteur surmontant les plaques, d'une dizaine de centimètres, se recourbe et vient aboutir à un réservoir cylindrique R, à l'entrée duquel se trouve une soupape S livrant passage au gaz insufflé, mais s'opposant à son retour dans la soufflerie[1]. La cavité de ce réservoir, limitée en bas, par une petite grille G, peut être garnie de coton; un orifice latéral permet de verser sur ce coton le liquide dont on voudrait utiliser les vapeurs dans l'insufflation, pour provoquer par exemple le réflexe respiratoire par vapeurs irritantes, après saturation d'oxygène du sang en stase pulmonaire.

De l'extrémité inférieure du cylindre part le tube en caoutchouc de la soufflerie qui consiste en un soufflet de laboratoire, dont il est facile de doser la pression et le débit, en un ballon d'oxygène ou une poire de Richardson, etc.

Trois paires de plaques de différentes dimensions suffisent pour pratiquer l'insufflation chez le nouveau-né, l'enfant et l'adulte.

[1] Dans un cas de diphtérie, il n'y aurait aucun danger à insuffler le malade de bouche à instrument.

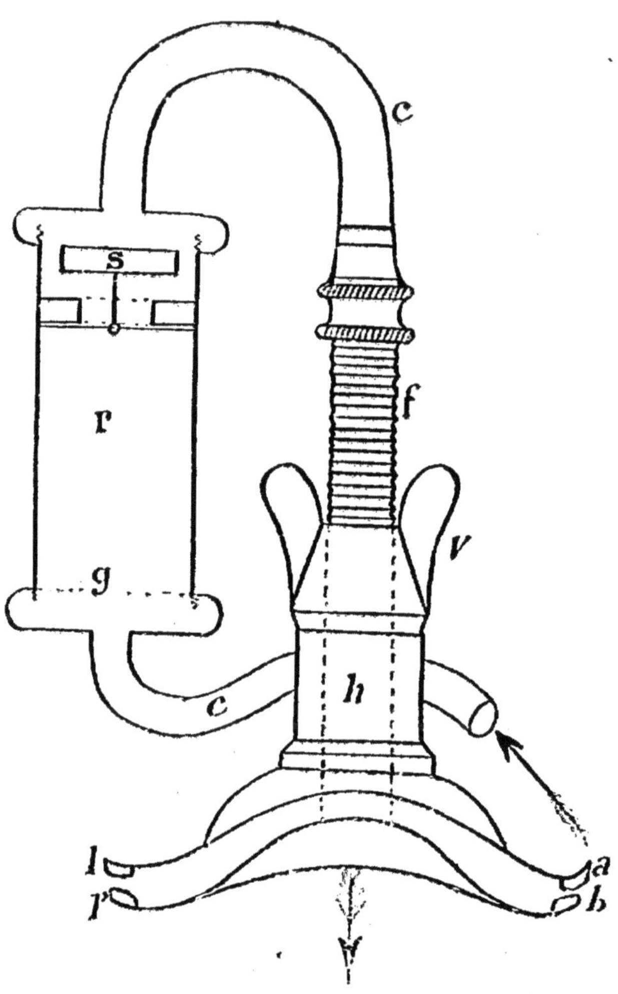

LE NOUVEL INSUFFLATEUR
Coupe de l'appareil.

CHAPITRE IV

MANŒUVRE DE L'APPAREIL

Etant donné un cas d'asphyxie par pendaison, strangulation, submersion, séjour prolongé dans une atmosphère d'air confiné, etc., ou d'asphyxie de nouveau-né, lorsque les manœuvres d'insufflation par tube n'auront pu être pratiquées, on doit :

1° Insinuer la plaque de l'appareil sous la région labiale, avoir soin de bien charger lèvres et commissures sur la bandelette en caoutchouc qui borde la surface supérieure de la plaque.

2° Amener la vis à ailettes au bas de sa course, et serrer fortement, l'appareil est dès lors en place, c'est-à-dire le poumon en continuation directe avec la soufflerie ou le ballon d'oxygène.

Ce résultat obtenu, on peut pratiquer la respiration artificielle : 1° par pression sur la soufflerie ou ballon, 2° par manœuvre cutanée.

I. — Le sauveteur pince les narines du secouru, de façon à ce que le tube conducteur soit maintenu entre l'espace des deux doigts dont il se sert. Il manie la soufflerie de la main gauche, employant le minimum de pression suffisant à faire pénétrer dans les voies respiratoires 1 à 2 litres de gaz dans l'espace de vingt secondes environ. A ce moment, les narines lâchées, l'expiration se produit par les voies nasales. Temps d'arrêt et même manœuvre jusqu'à l'apparition du pouls. La manœuvre ne devra être interrompue que pour pratiquer de temps à autre les tractions rythmées de la langue.

II. — Mettre les bras du secouru le long du corps et exercer une pression continue sur la poitrine :

1° Placer l'appareil et pincer les narines ;

2° Cesser la pression thoracique, écarter les bras du thorax, les narines toujours tenues, l'appel du gaz se produit et le poumon s'insuffle lui-même directement ; l'oxygène lui arrive, si c'est un ballon d'oxygène qui a été mis en continuité.

3° Dans un 4e temps, les narines lâchées, les bras ramenés à leur première position, tandis qu'une nouvelle pression est faite sur le thorax, l'expiration se produit par les fosses nasales, car nous savons qu'une soupape s'oppose au retour du gaz, dans le réservoir ou ballon.

Cette manœuvre peut également être interrompue de temps à autre pour pratiquer les tractions rythmées de la langue.

CHAPITRE V

EXPÉRIMENTATION ET APPLICATIONS

Il est facile de comprendre qu'un pareil procédé ne se prête guère à l'expérimentation sur l'animal.

L'acuité de l'angle des maxillaires et des lèvres qui en prennent le contour chez la plupart des animaux, rendent la confection de deux plaques obturatrices à peu près irréalisables; chez d'autres, l'absence du sillon gingivo-labial ou l'hypertrophie du museau rendent l'occlusion par les lèvres impossible. Dans aucune espèce d'ailleurs l'occlusion des narines ne saurait se pratiquer aisément.

C'est donc uniquement sur le cadavre que les recherches que nous avons rapportées ont dû se borner.

Après avoir établi les conditions de pression, dans lesquelles devait avoir lieu l'insufflation, nous aurions voulu aussi déduire de l'observation sur le cadavre quelques notions sur la quantité d'air insufflable dans un cas d'asphyxie.

Dans ce procédé comme dans les autres de même nature, ces données ne peuvent être fournies que par des cas réels de mort apparente.

Cependant 4 ou 5 litres d'oxygène insufflés en cinq ou six temps, et dans l'espace de deux ou trois minutes, nous ont toujours suffi pour amener un changement de coloration de l'organe insufflé. — Nous n'avons pu arriver au même résultat avec de l'air, quelle que fût la quantité et la durée des insufflations.

On aura donc tout avantage dans les cas de mort apparente par asphyxie à pratiquer l'insufflation par oxygène que notre procédé permet seul d'employer dans la pratique. Cet avantage, joint à la simplicité de l'instrument dont la manœuvre nous paraît accessible à un infirmier, même médiocre, fera de ce nouveau procédé, si l'avenir le sanctionne, un procédé essentiellement de sauvetage.

Les postes de secours, les bâtiments marins (asphyxie par submersion), les prisons, les asiles et autres lieux où les tentatives de suicide sont les plus fréquentes (asphyxie par pendaison, strangulation), les ateliers, les hôpitaux et en général tout bâtiment de collectivité (asphyxie par séjour dans une atmosphère d'air confiné, intoxication) trouveront dans le nouveau procédé un outillage dont ils sont dépourvus et qui paraît indispensable.

Les accoucheurs auront dans ce nouveau moyen de quoi suppléer à la difficulté d'application des tubes à insufflation en usage.

Dans les cas de présence de corps étrangers dans les voies respiratoires ou d'obstruction de ces mêmes voies, l'application de l'appareil doit évidemment être précédée de manœuvres extractives ou évacuantes.

Dans le croup, l'œdème de la glotte et dans tous les états où l'occlusion est complète, un tube insufflateur s'adaptant à l'orifice interne de la plaque, amenant l'air jusque dans la glotte et à travers tout obstacle, devient indispensable, et le problème posé par M. Laborde trouvera dans ce cas une application complète.

En résumé, notre procédé est applicable dans tous les cas de mort apparente où un apport urgent d'oxygène devient nécessaire, c'est-à-dire dans tous les cas de mort apparente par asphyxie.

CONCLUSIONS

I. Des procédés de respiration artificielle actuellement employés dans les cas de mort apparente par asphyxie, les uns ne répondent à aucune des indications immédiates, les autres sont insuffisants.

II. Au moyen de l'insufflateur nouveau que nous proposons, constitué en somme par deux plaques obturatrices entre lesquelles les deux lèvres sont « boulonnées », il est possible de pratiquer la respiration artificielle par insufflation d'air ou d'oxygène, avec facilité et à la pression voulue.

III. La simplicité et la rapidité de la manœuvre du nouvel insufflateur semblent en faire un instrument pratique de sauvetage.

IV. Cet appareil insufflateur ne pouvant s'adapter à

l'animal, c'est sur le cadavre uniquement qu'ont porté nos recherches. De ce fait, nos conclusions doivent garder un caractère hypothétique et attendre la sanction de la pratique ou de l'expérimentation future.

BIBLIOGRAPHIE

Knapp, Traitement de l'asphyxie par le procédé de Laborde *(Central. f. Gynäk.*, 11 juillet 1893).

Humbold, Expériences sur la méthode de Laborde contre l'asphyxie *(New-York medical*, 23 janvier 1897).

De Sée, Asphyxie des nouveau-nés, causes et traitement *(Médecine*, août 1897).

Laborde. *Les tractions rythmées de la langue : moyen rationnel et le plus puissant de ramener les fonctions respiratoires*, in-8°. 558 p.. Paris, 1897.

Spillmann, La maladie de Raynaud *(Méd. mod.*, 18 août 1896).

Gaget, Les asphyxies et méphitismes d'origine industrielle et des moyens employés contre ces accidents *(Gazette hebdomadaire de Bordeaux*, 6 mai 1896).

Dissard, Influence de la déshydratation sur la résistance à l'asphyxie *(Société de biologie*, 22 déc. 1896).

Gillard, *Le procédé de Laborde comme traitement de la mort apparente* (thèse de Paris, 1895).

Breugues, *Formes graves de la maladie de Raynaud.*

Boutry, *Mort apparente des nouveau-nés. Avantages qu'il y a à pratiquer les procédés combinés de la respiration artificielle.*

Brouardel, *Les asphyxies*, 1897.

Soulaque. Insufflation. Traction de la langue *(Nouv. Montpellier médical*, p. 9, 1895).

Waldwia y Jizay, *La asfixia en lás marchas y su tratamento*, in-8°, Madrid, 1891.

Quinquand, Physiologie pathologique de l'asphyxie *(Soc. de biologie*, p. 383, 1890).

Richet, *Le ralentissement du cœur dans l'asphyxie, envisagé comme procédé de défense.*

De Labordette, *De l'emploi du spéculum laryngien dans le traitement de l'asphyxie par submersion*, 1875.

Thomson, The physiological action of the inhalation of oxygen in asphyxia more especially in coal mines *(Report British ass. adv. sc.*, XIII, p. 551, 1893).

— Les tractions rythmées de la langue dans les coups de chaleur *(Tribune médicale*, 435, 1895).

— Traitement physiologique de la mort apparente *(Ann. médico-psych.*, t. III, p. 137, 1896).

Wright, *On certain grave defects in the system of artificial respiration as ordinarily applied to the treatment of chloroform collapse and asphyxia.*

Woillez, Rapport sur un mémoire de M. de C. Lylly (de Vaucouleurs) concernant un nouveau procédé de secours aux asphyxiés par causes diverses *(Bull. Acad. Méd.*, t. XI, p. 606, 1882).

Laborde, Contribution nouvelle à l'étude et aux applications pratiques du procédé des tractions rythmées de la langue dans les diverses asphyxies et dans la mort apparente qui en est la suite, détermination expérimentale ou mode d'action ou mécanisme de ce procédé *(Bull. Ac. Méd.*, t. XXIX, p. 51, 1893).

— Nouvelle application. *(Bull. méd.*, t. XXXI, p. 481, 1894).

— Sur les tractions rythmées et dans les diverses asphyxies *(C. R. Soc. biologie*, 1894).

Laborde et Tarnier, Sur un cas de goitre suffoquant, dyspnée paroxystique, mort apparente guérie par les tractions de la langue (comm. par M. Camus, *Bull. Ac. Méd.*, t. XXXIII, p. 377, 1895).

Bertin, *Zur Klinik respir. Athmung* (thèse de Leipsig, 1880).

Rupffer, *Das Verhalten der Druckschwankungen und des Athmungs bei unsicherer Respiration nach der Methode von Schultze* (thèse Dorpat, 1890).

Piot, Recherche expérimentale sur la mort apparente dans l'asphyxie et son traitement, par un procédé nouveau de respiration artificielle (*Tribune médicale*, pp. 171, 189, 196, 207, 221, 232, 261, 271, 1892).

Regnard, Sur un appareil à pratiquer la respiration artificielle (*Société de biologie*, p. 741, 1882).

Revillaud, Traitement de l'asphyxie. Une nouvelle manière de pratiquer la respiration artificielle (*Gazette des hôpitaux*, p. 810, 1876).

Rosenthal, Appareil pour la respiration artificielle (*Arch. physiol.*, p. 400, 1885; *über Athmung* p. 64, 1889).

Tissot, *Phénomènes psychochimiques de la respiration* (thèse de Paris, 1897).

Rousseau, *Asphyxie des nouveau-nés. Traction de la langue* (thèse de Paris, 1896).

Tuffier et Hallion, Opérations intrathoraciques avec respiration artificielle par insufflation (*Société de biologie*, 21 novembre 1896).

Mothe, *De l'acupuncture dans la mort apparente des asphyxiés* (thèse de Montpellier, 1878).

Gautier, Asphyxie par le charbon, inhalations d'oxygène (*Revue médicale suisse romande*, p. 475, 1887).

Gretscher de Wandelburg, Du gaz dans le sang d'un asphyxié rappelé à la vie par une saignée (*Mémoires de med. et C. Liv.* p. 55, 1881).

Mareschal, Note sur les secours à donner aux noyés et asphyxiés et en général aux personnes en état de mort apparente (*Arch. de méd. milit.*, t. XXI, p. 394, 1893).

Martin, The Laborde method of artificial respiration (*Therapeut. Gaz. Détroit*, p. 793, 1895.

Narthrup, Apparatus for prolonge artificial forabl. respiration (*British med.*, t. II, p. 697, 1894).

Olivier, Un nouvel insufflateur (*Annales de la polyclinique de Paris*, t. II, p. 477, 1892.

Thory, Sur un nouveau cas de rappel à la vie par l'insufflation directe dans le traitement de l'asphyxie à gaz (*Gazette des hôpitaux*, p. 174, 1895).

Lyon. — Imprimerie A. Rey, 4, rue Gentil. — 1901

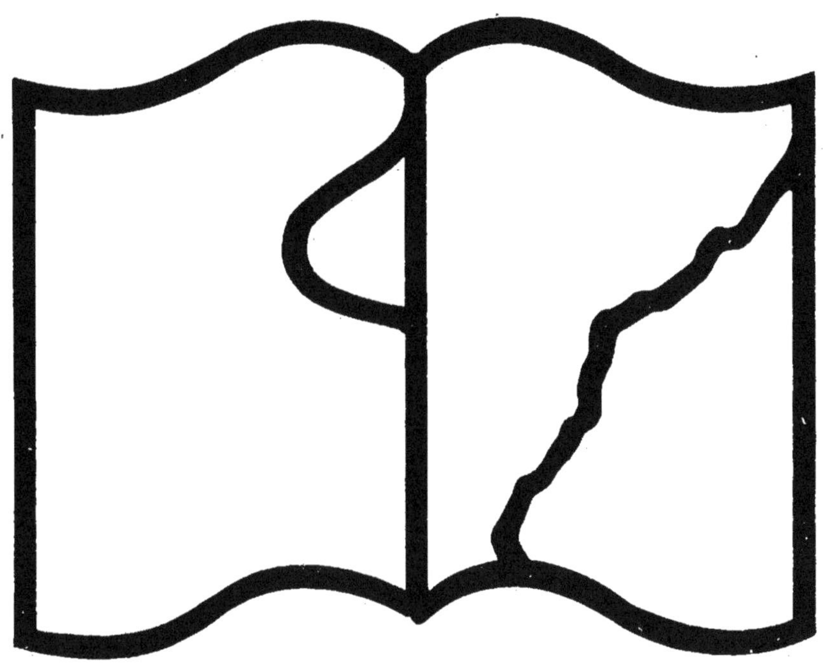

Texte détérioré — reliure défectueuse

NF Z 43-120-11

www.ingramcontent.com/pod-product-compliance
Ingram Content Group UK Ltd.
Pitfield, Milton Keynes, MK11 3LW, UK
UKHW021123230726
13926UKWH00002B/626

9 782016 127315